Christel Petitcollin

Caderno de exercícios para se organizar melhor e viver sem estresse

Ilustrações de Nathalie Jomard

Tradução de Stephania Matousek

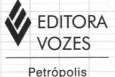

EDITORA VOZES

Petrópolis

© Éditions Jouvence, 2014
Chemin du Guillon 20
CH-1233 — Bernex
http://www.editions-jouvence.com
info@editions-jouvence.com

Direitos de publicação em língua portuguesa —
Brasil: 2017, Editora Vozes Ltda.
Rua Frei Luís, 100
25689-900 Petrópolis, RJ
www.vozes.com.br
Brasil

Tradução do original em francês
intitulado *Petit cahier d'exercices pour
mieux s'organiser et vivre sans stress*

Todos os direitos reservados. Nenhuma
parte desta obra poderá ser reproduzida
ou transmitida por qualquer forma e/ou
quaisquer meios (eletrônico ou mecânico,
incluindo fotocópia e gravação) ou arquivada
em qualquer sistema ou banco de dados sem
permissão escrita da editora.

CONSELHO EDITORIAL

Diretor
Volney J. Berkenbrock

Editores
Aline dos Santos Carneiro
Edrian Josué Pasini
Marilac Loraine Oleniki
Welder Lancieri Marchini

Conselheiros
Elói Dionísio Piva
Francisco Morás
Gilberto Gonçalves Garcia
Ludovico Garmus
Teobaldo Heidemann

Secretário executivo
Leonardo A.R.T. dos Santos

Editoração: Flávia Peixoto
Diagramação: Sheilandre Desenv. Gráfico
Revisão gráfica: Nilton Braz da Rocha
Ilustrações: Nathalie Jomard
Capa: Éditions Jouvence
Adaptação e arte-finalização: Editora Vozes

PRODUÇÃO EDITORIAL

Aline L.R. de Barros
Jailson Scota
Marcelo Telles
Mirela de Oliveira
Natália França
Otaviano M. Cunha
Priscilla A.F. Alves
Rafael de Oliveira
Samuel Rezende
Vanessa Luz
Verônica M. Guedes

ISBN 978-85-326-5517-2 (Brasil)

ISBN 978-2-88911-546-4 (Suíça)

Este livro foi composto e impresso pela
Editora Vozes Ltda.

Dados Internacionais de Catalogação na Publicação (CIP)
(Câmara Brasileira do Livro, SP, Brasil)

Petitcollin, Christel
    Caderno de exercícios para se organizar melhor e viver sem
estresse / Christel Petitcollin ; ilustrações Nathalie Jomard ;
tradução Stephania Matousek. — Petrópolis, RJ : Vozes, 2017. —
(Coleção Praticando o Bem-estar)
    Título original : Petit cahier d'exercices pour mieux
s'organiser et vivre sans stress
    Bibliografia.

    9ª reimpressão, 2025.

    ISBN 978-85-326-5517-2
    1. Administração do estresse   2. Comunicação interpessoal
3. Controle do estresse   4. Estresse (Psicologia)   5. Relações
humanas   I. Jomard, Nathalie. II. Título.   III. Série.

17-05278

CDD-155.9042

Índices para catálogo sistemático:
1. Estresse: Psicologia   155.9042

Preâmbulo

Todo mundo sonha em ter uma organização **high-tech** eficaz e inabalável. A vida seria tão agradável se tudo corresse sem problemas, de maneira fluida e regular! Dá para imaginar cada coisa em seu lugar, cada documento separado, classificado e guardado assim que é recebido. Uma casa limpa e ordenada, pilhas de roupas lavadas e bem-alinhadas, quartos de criança bem arrumados. Às vezes, temos um acesso de fúria arrumadeira: selecionamos, jogamos fora, guardamos e limpamos tudo. Juramos que, a partir de amanhã, manteremos uma autodisciplina rígida em todas as áreas: saúde, alimentação, faxina, exercício físico, papelada, deveres de casa dos nossos filhos, consultas médicas e até mesmo lazeres! Leitura e cultura, passeios, convites de amigos... Tudo será colocado em seu devido lugar no nosso cotidiano! Só que, sabe, para a maioria de nós, tais tentativas de arrumação, organização e disciplina não duram muito tempo. Isso prejudica a nossa autoestima, gera desânimo e agrava a situação. Acabamos nos estressando, dispersando e culpando.

"O estresse da vida moderna" é uma expressão muito utilizada hoje para designar supostamente a causa de todos os nossos males. Todo o mundo vive falando de uma vida "estressante", como se fosse uma fatalidade, como se não fosse possível dar um jeito nas coisas.

Aliás, muitas pessoas que vêm se consultar comigo por causa dessa questão esperam dicas para poder aguentar firme sua dose de estresse atual (técnicas de respiração, relaxamento ou, pior ainda, remédios), em vez de quererem seguir conselhos para evitá-lo!

Antigamente, tínhamos "períodos intensos" no trabalho. Hoje, por causa da busca de rentabilidade e da lógica produtiva, os períodos intensos são permanentes. Antigamente, as mulheres não trabalhavam fora e, portanto, não precisavam efetuar uma dupla jornada de trabalho.

No entanto, viver uma vida serena e fazer as coisas com calma e tranquilidade, em seu devido tempo, é uma meta totalmente realizável. É o que eu vou lhe propor para aprender agora.

O objetivo deste caderno de exercícios é lhe ensinar a lidar com o estresse e instaurar uma organização pessoal de alta qualidade, para que possa executar as suas tarefas cotidianas com a maior serenidade, nunca se deixando sobrecarregar!

LIÇÃO 1:
o estresse é uma fatalidade?

Não se você o transformar em um aliado!
Não vamos mais confundir as coisas!

Quando falamos de estresse, muitas vezes confundimos estresse, angústia e esgotamento. Porém, são três coisas bastante diferentes.

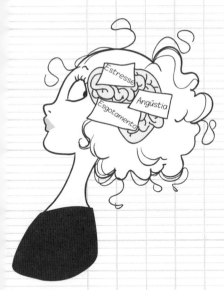

↗ **Esgotamento:** é o excesso de trabalho.

↗ **Angústia:** trata-se de uma overdose de emoções renegadas e recalcadas.

↗ **Estresse:** é uma descarga de adrenalina e cortisol para reagir a uma situação de emergência ou pressão.

O estresse é um fenômeno sadio e natural. Quando é bem-canalizado, torna-se um motor potente e positivo para pilotar a sua vida. Aprenda a diferenciar o bom e o mau estresse!

LIÇÃO 2: os dois estresses

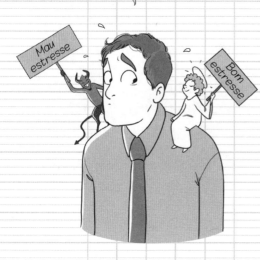

Existem dois tipos de estresse: um **bom** e um **mau**.

1. O bom estresse: um ciclo completo

O estresse se manifesta em todos os casos em que precisamos enfrentar uma situação importante, extraordinária, que exige toda a nossa atenção.

Uma situação que foge da norma.

Secreção de adrenalina e cortisol

O objetivo é fazer com que os recursos do nosso organismo fiquem disponíveis instantaneamente: observa-se um aumento da nossa acuidade sensorial, da rapidez dos nossos reflexos e da força dos nossos músculos. Em suma, o estresse nos desperta e coloca em estado de alerta.

Fuga ou combate

Seja qual for a natureza da situação incomum que devemos encarar, a nossa maneira de reagir pode se assemelhar a uma fuga ou a um combate.

Sucesso e prazer

Quando o desafio é superado (fugimos para longe o bastante ou vencemos o combate), sentimos uma grande satisfação e um sentimento de euforia. Reprisamos o filme do combate, revivemos as cenas com prazer. Ainda impregnados de estresse, ficamos extremamente agitados e, muitas vezes, incapazes de dormir.

Cansaço, necessidade de recobrar as forças

Pouco a pouco, a taxa de estresse diminui, e passamos a experimentar um cansaço normal. Sentimos a necessidade de descansar, dormir.

Descanso e sono profundo

O cansaço age no nosso corpo, fazendo-nos adormecer serenamente. Assim, recuperamos toda a nossa energia durante a noite de sono. No dia seguinte, estamos dispostos, disponíveis e prontos para novos combates.

Quando o ciclo é concluído, encontramo-nos em um processo de estresse positivo tão gostoso, que até pode virar uma verdadeira droga. Temos a impressão de vivermos uma vida animada e emocionante. É assim que os apresentadores de telejornais muitas vezes ficam

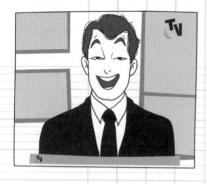

viciados no estresse da transmissão ao vivo! Tudo isso quer dizer que você pode ser uma mãe de família numerosa ou um executivo muito ocupado, exercer muitas atividades e ter vários problemas para resolver, sem se sentir "estressado" no sentido corrente do termo.

Para ativar o bom estresse: estabeleça para si mesmo pequenos desafios lúdicos e realizáveis!

2. O mau estresse

O estresse se torna negativo quando:

↗ **A situação comporta uma pressão psíquica**

O seu desempenho durante o dia de trabalho determinará se você será efetivado ou não no cargo... O seu encontro com o gerente do banco será decisivo para a sua restrição bancária ou não... Se você não tirar excelentes notas, não poderá estudar naquela faculdade concorrida... Você está negociando a vida de um refém... Nesses casos, a secreção de adrenalina e cortisol aumenta e se torna abundante demais em comparação com as suas necessidades. Além de um desconforto maior, os seus recursos não estão mais sincronizados com as suas necessidades.

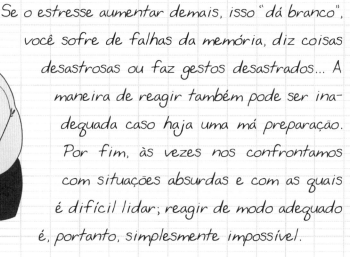

⇗ A forma de reagir à situação é inadequada

Se o estresse aumentar demais, isso "dá branco", você sofre de falhas da memória, diz coisas desastrosas ou faz gestos desastrados... A maneira de reagir também pode ser inadequada caso haja uma má preparação. Por fim, às vezes nos confrontamos com situações absurdas e com as quais é difícil lidar; reagir de modo adequado é, portanto, simplesmente impossível.

⇗ A ação é inibida pela impotência adquirida

Quando nada do que tenta fazer lhe permite fugir ou combater eficazmente, você se vê em uma situação de desânimo e passividade chamada "impotência adquirida". É a situação mais perigosa que existe: quando se fingir de morto não permite escapar do predador.

> Sem a sensação de ter tido êxito é impossível passarmos para a fase de recuperação das forças.

Sem fase de recuperação, o estresse fica estagnado no organismo e o desgasta. O cansaço se acumula. Apresentamos, então, os sintomas típicos do mau estresse: nervosismo, enxaquecas, insônias, transtornos digestivos, dificuldade de concentração, irritabilidade, agitação, palpitações, dores nas costas, problemas de memória.

Teste: VOCÊ ESTÁ ESTRESSADO?*

Dê uma nota entre 1 (quase sempre) e 5 (nunca) para cada uma das afirmações a seguir, e conte o total.

.../ 1. Eu faço, pelo menos uma vez por dia, uma refeição quente e equilibrada.

.../ 2. Durmo entre sete e oito horas por noite pelo menos duas vezes por semana.

.../ 3. Dou e recebo afeição regularmente.

.../ 4. Tenho, em um raio de 30km, uma pessoa chegada com quem eu posso entrar em contato em caso de necessidade.

.../ 5. Pratico exercício físico (o suficiente para suar) pelo menos duas vezes por semana.

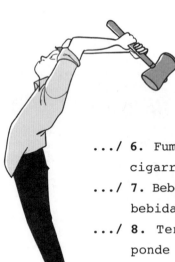

.../ 6. Fumo menos de meio maço de cigarro por dia.

.../ 7. Bebo menos de cinco copos de bebida alcoólica por semana.

.../ 8. Tenho o peso que corresponde à minha altura.

.../ 9. Minha renda é suficiente para arcar com as minhas despesas básicas.

---

* Este teste foi concebido por Lyle H. Miller e Alma Delk Smith, da Universidade de Boston.

.../ **10.** Tenho o apoio das minhas convicções religiosas ou morais.

.../ **11.** Participo regularmente das atividades de um clube ou associação.

.../ **12.** Tenho um bom círculo de amigos e conhecidos.

.../ **13.** Tenho um ou vários amigos aos quais posso fazer confidências.

.../ **14.** Estou com saúde.

.../ **15.** Sou capaz de expressar abertamente minha raiva ou minhas preocupações.

.../ **16.** Converso regularmente com as pessoas que vivem ao meu redor sobre meus problemas domésticos, questões financeiras...

.../ **17.** Faço algo por prazer pelo menos uma vez por semana.

.../ **18.** Sou capaz de organizar o meu tempo com eficiência.

.../ **19.** Tomo menos de três xícaras de café, chá ou Coca-Cola® por dia.

.../ **20.** Reservo todo dia um momento de tranquilidade para mim mesmo.

Abaixo de 50: você não está estressado.
Entre 70 e 95: você está vulnerável.
Acima de 95: você está muito frágil.

Quanto mais estamos estressados, menos cuidamos de nós mesmos. O estresse cria uma ruptura do diálogo consigo mesmo. A pessoa que está vivendo com estresse se torna incapaz de perceber os sinais que seu organismo está lhe enviando. Fora dos grandes momentos estressantes da vida (falecimento, divórcio, demissão, problemas financeiros), não há razão alguma para se deixar poluir por uma overdose arbitrária de estresse. Então, para não se deixar mais envenenar pelo mau estresse, basta agir nos elementos que o tornam nefasto.

↗ **A situação comporta uma pressão psíquica:**
Tire a pressão inútil. Aprenda a relativizar e minimizar a importância das dificuldades. Explore os seus medos e instaure proteções.

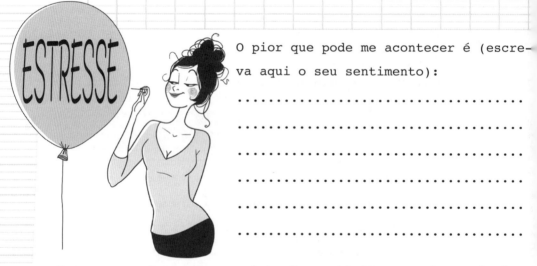

O pior que pode me acontecer é (escreva aqui o seu sentimento):

....
....
....
....
....
....

Posso me proteger da seguinte forma (indique aqui o modo de proteção):

....
....
....
....
....

Imagine a diferença de energia que é preciso empregar para ficar em pé no meio de uma sala e para ficar em pé à beira de um penhasco. No primeiro caso, a tensão é quase nula: o centro de gravidade e a atração terrestre bastam. No segundo, o medo crispa os seus nervos, o precipício aspira o seu corpo, e você tem de ficar em estado de alerta e utilizar todos os seus músculos para resistir. O mesmo ocorre na esfera psicológica: **às vezes nós mesmos nos colocamos à beira do penhasco ao darmos demasiada importância aos acontecimentos.** Para evitar entrar em um cenário de derrota tenha sempre uma solução alternativa.

Será que a situação é tão importante assim?

....

Como posso relativizá-la?

....

Qual é o meu plano B?

....

Aprender a minimizar a importância e depois dar a importância certa aos elementos da nossa vida é um esforço que deve ser realizado a cada instante.

Os únicos bons desafios são aqueles que você estabelece conscientemente, sem nenhuma influência e com realismo. (Veja mais adiante as cinco chaves de um objetivo realizável.)

A forma de reagir à situação é inadequada

Quando as coisas não se dão como eles querem, os seres humanos tendem naturalmente a repetir seus atos. Presos na armadilha da necessidade de coerência, eles se comportam como moscas que ficam batendo no mesmo vidro o tempo todo, sem perceberem que outra janela está aberta. É por isso que um dos princípios básicos da programação neurolinguística é o seguinte: **quando o que você está fazendo não estiver dando certo, faça outra coisa.**

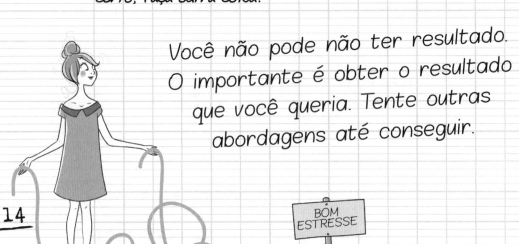

Você não pode não ter resultado. O importante é obter o resultado que você queria. Tente outras abordagens até conseguir.

BOM ESTRESSE

Como eu poderia reagir de outra forma? Neste caso, adote pelo menos três novos comportamentos e, se não descobrir um jeito, peça ajuda aos seus amigos, para que eles lhe proponham outras maneiras de agir.

Sugestão de leitura: The Situation is Hopeless But Not Serious (The Pursuit of Unhappiness), de Paul Watzlawick.

A ação é inibida pela impotência adquirida

As situações nas quais a impotência adquirida se manifesta são os casos mais graves. Esgotada e desanimada, a pessoa desiste de lutar, entender ou até mesmo fugir. Quando alguém chega a esse ponto é que há, em seu círculo pessoal ou profissional, um manipulador ou uma manipuladora que o persegue sorrateiramente e o leva ao fracasso. Às vezes é todo o sistema hierárquico de uma empresa que é baseado no assédio moral. A menos que você seja perverso, é impossível seguir carreira em uma empresa perversa. Se você estiver em estado de impotência adquirida, peça ajuda. Trata-se de uma urgência vital. Peça ajuda a fim de encontrar energia para fugir. Todas as vítimas de assédio moral que vieram me consultar, em determinado momento disseram: "Eu ia acabar morrendo".

Fuja, salve sua vida!

> "Não existe nenhum problema que seja tão grande que não se possa fugir dele."
> Richard Bach, em *Ilusões – As aventuras de um messias indeciso*, Editora Record

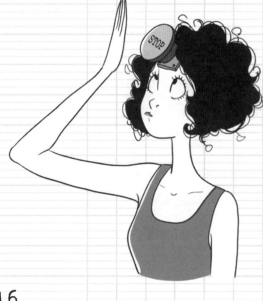

O estresse exterior (causado por excesso de trabalho, obrigação de resultado ou medo de um futuro incerto...) se traduz em nosso interior sob a forma de ordens imperiosas e inconscientes. Essas ordens que nós nos impomos de maneira automática aumentam inutilmente a quantidade de estresse com a qual devemos lidar. Por isso, é importante identificá-las e neutralizá-las.

LIÇÃO 3:
os cinco "estressadores"

1. Seja perfeito!

Características: A pessoa dominada pelo "seja perfeito" vai além da busca saudável pela excelência e cai na armadilha de um perfeccionismo doentio. Nunca satisfeita com os resultados, ela é muito crítica com relação a si mesma. Como perde muito tempo e energia acertando detalhes, diminui sua produtividade. Os erros, por mínimos que sejam, são vivenciados como fracassos dolorosos.

É proibido errar!

Antídoto: É normal ser você mesmo. Os erros fazem parte da vida dos seres humanos e são oportunidades de aprendizado. Dê a si próprio o direito de 10% de erros para não cair nas garras do perfeccionismo. Aprove seus êxitos e progressos sem dizer: "tudo bem, mas..."

Você já é perfeito com suas imperfeições, assim como uma obra de arte, pois é único no mundo!

Aprenda a distinguir excelência e perfeição e depois aspire à excelência!

Ao ler estas linhas, eu percebi que ....
....
....
....
....

Então, vou tomar a decisão de ....
....
....
....
....

2. Seja forte!

Características: A pessoa sob o jugo do "seja forte" não escuta suas necessidades nem suas emoções. Pensa que não deve ouvir a si mesma na vida e que é preciso aguentar o tranco, custe o que custar. Ela se sentiria culpada se se mostrasse fraca. Acha que é um mérito superar seus próprios limites e um orgulho ser mais resistente do que a maioria das pessoas. Corre o risco de ficar sobrecarregada.

É proibido dar o braço a torcer!

Antídoto: É normal ter emoções, dúvidas e necessidades. Todos os seres humanos são vulneráveis. Não adianta nada escondê-lo ou negá-lo, pois isso se paga em longo prazo através de somatizações ou depressão. É natural ouvir a si mesmo e satisfazer suas próprias necessidades. Não é mérito algum ficar sobrecarregado ou bancar o super-homem ou a mulher maravilha.

Suas emoções são suas guias e suas amigas. Devolva a si mesmo o direito de ser humano.

Ao ler estas linhas, eu percebi que ....

....

....

....

Então, vou tomar a decisão de ....

....

....

....

19

Sugestão de leitura: *Émotions, mode d'emploi*, de Christel Petitcollin. Editora Jouvence.

3. Faça esforço!

Características: A pessoa dominada pelo "faça esforço" acredita que é preciso dar duro para ter algum êxito. Somente coisas difíceis lhe dão o gostinho da vitória. Algo fácil é desvalorizado. Ela trabalha muito, persiste em reler dez vezes o mesmo texto antes de se autorizar a dizer que o sabe de cor, faz muitos exercícios ou testes, copia páginas inteiras em vez de se contentar em lê-las ou resumi-las. Ela ficaria com a consciência pesada se fizesse o trabalho "nas coxas". Os indivíduos que parecem obter as coisas facilmente, sem nenhum esforço, deixam-na exasperada. Ela enxerga isso como uma injustiça.

É proibido ser preguiçoso!

Antídoto: As coisas podem se dar de maneira simples e agradável. É normal alcançar sucesso com facilidade. Confie mais na sua inteligência, nas suas capacidades e na sua memória. Selecione as prioridades e deixe de lado os detalhes inúteis. O resultado é o único elemento importante. Dê a si mesmo o direito de ser descontraído.

Coloque sua inteligência a serviço da sua preguiça!

Ao ler estas linhas, eu percebi que ....
....
....
....
Então, vou tomar a decisão de ....
....
....
....

4. Agrade aos outros!

Características: A pessoa oprimida pelo "agrade aos outros" tem medo de desagradar, ser rejeitada ou abandonada. Os desejos e necessidades dos outros são mais importantes do que os seus. Ela não sabe dizer não, não ousa se opor e tenta adivinhar o que esperam dela. Está sempre com medo de fazer mal feito, magoar alguém ou ofender as pessoas ao seu redor. Precisa ser incentivada e reconfortada.

É proibido dar ouvidos às suas próprias vontades!

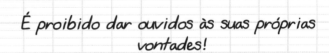

Antídoto: É impossível agradar a todo mundo. É normal pensar em si mesmo também e viver de acordo com os valores que são seus, não dos outros, e ouvir suas necessidades e vontades. A generosidade tem seus limites. Não deixe os outros abusarem da sua gentileza, pois eles não passarão a amá-lo mais por causa disso.

Os problemas começam quando a necessidade de obter aprovação dos outros é mais forte do que a necessidade de ser respeitado.

Dê a si mesmo o direito de dizer não aos outros e, portanto, sim a si próprio.

A verdadeira definição do egoísmo: um egoísta é alguém que não pensa em mim!

Ao ler estas linhas, eu percebi que ....

....

....

....

Então, vou tomar a decisão de ....

....

....

....

Sugestão de leitura: Afirmar-se e ousar dizer não, de Christel Petitcollin. Editora Vozes.

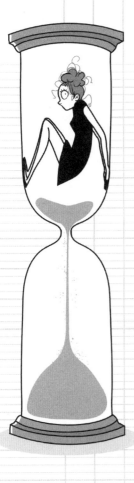

5. Anda logo!

Características: A pessoa dominada pelo "anda logo" tem uma natureza impaciente. Ela detesta perder tempo e estar atrasada. Está sempre correndo, tem medo de perder o ônibus, de não terminar tudo a tempo e faz as coisas com pressa, mesmo que isso signifique não reservar tempo suficiente para refletir, ler instruções ou estabelecer um plano de trabalho. A precipitação muitas vezes leva-a a cometer erros e, portanto, perder aquele precioso tempo que ela queria ganhar, pois será necessário recomeçar tudo.

É proibido perder tempo!

Antídoto: É normal reservar o tempo necessário para fazer as coisas. Tenha sempre à mão um relógio para controlar o tempo de que você dispõe. Determine uma divisão horária das tarefas com margens de tempo mais amplas para cada coisa na sua organização. Acrescente igualmente uma margem especialmente concebida para os eternos imprevistos.

> "Se é urgente, é que já é tarde demais."
> — Talleyrand

A pressão da urgência com frequência é manipulável. Dê a si mesmo o direito de levar o tempo que for necessário para refletir com calma.

Ao ler estas linhas, eu percebi que ....
....
....
....
....
....

Então, vou tomar a decisão de ....
....
....
....
....
....

Sua conclusão: ....
....
....
....
....
....
....

LIÇÃO 4
as cinco chaves de um objetivo bem-sucedido

Como eu já disse na introdução, é raro que os nossos compromissos se mantenham em longo prazo. Isso ocorre, por exemplo, com as nossas boas resoluções tomadas no dia 31 de dezembro. Determinados, animados, juramos a nós mesmos que este ano... Na verdade, quais eram mesmo as boas resoluções do nosso último **Réveillon**? Isso mesmo, é preciso admitir o óbvio: as boas resoluções muitas vezes são esquecidas antes mesmo de serem realizadas. Quantas das suas vontades, projetos e - pior ainda, sonhos - acabaram ficando para trás? É inútil se sentir culpado: se você não realizou seus projetos foi porque não sabia o método que permite criar objetivos invariavelmente propensos ao sucesso. Tendo como ponto de partida um vago projeto, vontade ou sonho, este método lhe permite desbastar, afinar e esculpir as suas ideias, dando-lhes tamanha precisão e poder, que você não poderá mais fracassar em nada!

1. Formule o seu objetivo de forma positiva e com exatidão

Seu objetivo deve ser expresso unicamente em termos positivos, pois o cérebro não pode ter qualquer representação negativa. Um objetivo negativo não leva a nada. Dizer o que você não quer mais não o ajuda a saber o que você quer

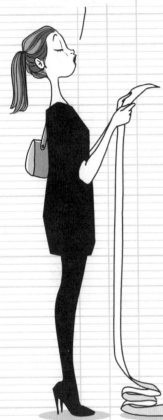

Ouça tudo o que eu não quero comprar na sua loja:

de fato. Você deseja ir em direção a quem ou ao quê? Além disso, expresse-se com precisão. O que quer dizer "investir em uma carreira gratificante" ou "voltar a praticar uma atividade física revigorante"? Enfim, pergunte a si mesmo: "O que eu quero, concretamente?"

Portanto, a primeira questão a ser pensada é: "O que será que eu quero, concreta e exatamente?"

Se a sua resposta for formulada de forma negativa (por exemplo, "eu não quero mais ser tímido"), você estará expressando o seu problema, e não o objetivo almejado. Neste caso, pergunte-se novamente o que você quer até obter uma formulação positiva e precisa. (Como é a vida quando não somos tímidos?)

Objetivos vagos demais permanecem inacessíveis. Seja o mais exato possível.

Pergunte a si mesmo:

O que você quer exatamente?

....

....

O que você quer, em vez de não querer ou não querer mais?

....

....

Como você seria se não fosse...?

....

....

Qual é a solução ou quais são as soluções?

....

....

O que são a felicidade, o respeito, as atenções, o carinho...?

....

....

....

....

Como saber se somos ricos, felizes, realizados...?

....

....

....

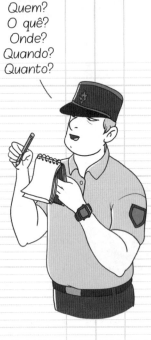

*Quem?
O quê?
Onde?
Quando?
Quanto?*

2. Dê ao seu objetivo um contexto de aplicação bastante tangível

Trata-se, mais uma vez, de definir o seu pensamento. Por exemplo, a que nível de fortuna você associa a ideia de "ser rico"? Ou com que peso você pode considerar que o seu regime alimentar deu certo? Determinar um contexto com precisão permite tornar seu objetivo o mais concreto possível, pois um objetivo vago deixaria você no vácuo.

Pergunte-se constantemente:

Onde?

....

Quando?

....

Quanto?

....

Com quem?

....

Você quer ou não quer isso?

....

"Q. O. O. Q. C. Q." (Quem? O quê? Onde? Quando? Como? Quanto?) são as questões levantadas pelos investigadores da polícia.

Fatuais e não subjetivas, tais perguntas permitem transpor seus sonhos para a realidade.

O "quando" é indispensável para a realização dos objetivos, pois ele evita ficar adiando para amanhã o momento de começar. Ele funciona como um cronômetro programado em contagem regressiva e permite que os elementos se ordenem previamente até a realização.

3. Determinar seu objetivo em termos sensoriais

Trata-se de vivenciar, através dos seus cinco sentidos, o sucesso do seu objetivo. É uma etapa importante, pois irá associar você à experiência bem-sucedida.

O prazer antecipado que isso vai lhe proporcionar fortalecerá a sua determinação.

Você também poderá verificar e definir se o seu objetivo é realista.

Por fim, seu objetivo poderá ser concretamente medido e verificado através de critérios de avaliação objetivos.

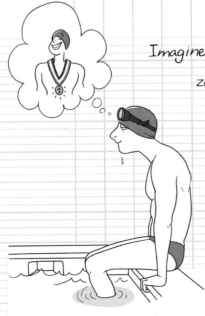

Imagine o momento em que o objetivo será realizado. Procure ver, ouvir (o que você diz sobre o êxito em questão, o que os outros dizem, o que você pensa) e sentir, tanto no plano sensorial quanto no plano emocional, os efeitos do objetivo alcançado.

Pergunte a si mesmo:

Como você vai saber se alcançou ou não o seu objetivo?

....

Como os outros vão saber?

....

O que você vai ver, ouvir, dizer e sentir naquele momento?

....

Esta etapa também permite ativar a lei da atração.

Percebi que na França os esportistas muitas vezes apresentam a "síndrome do 4º lugar": eles quase sobem ao pódio. Pois bem, é preciso ousar se visualizar durante um bom tempo alegremente em cima do pódio para

Coloque toda a sua energia a serviço de seu desejo de sucesso e esqueça seu medo de decepcionar.

ter uma chance de subir ali. Mas, com frequência, em determinado momento, o medo de se decepcionar com um possível fracasso acaba levando a melhor com relação à vontade de vencer. Esportistas afetados pela "síndrome do 4º lugar" preferem cuidar do medo de se decepcionar e deixar de lado a vontade de obter sucesso.

4. Verifique se o objetivo depende de você

Você precisa ter controle sobre a meta que tiver estabelecido, desde o início até o fim. Um objetivo que dependa da boa vontade dos outros não é realizável. É importante que o seu objetivo só dependa de você e que ele seja decidido e atingido por você. Só podemos estabelecer como objetivo o que é de nossa total responsabilidade. Concentre-se no que está em seu poder e deixe o resto de lado. Nessa etapa também será útil conferir os recursos de que você dispõe e aqueles que você vai precisar obter.

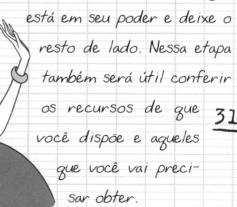

Pergunte a si mesmo:

A obtenção do que você deseja depende de quem ou do quê?

....

De que você precisa para atingir o seu objetivo?

....

Quais são os recursos pessoais de que você dispõe e aqueles que você ainda precisa adquirir?

....

Quais são os recursos de que você dispõe no ambiente ao seu redor (pessoas, coisas...)?

....

O que você vai fazer?

....

PASSIVO	HIPERCONTROLE
PODER	IMPOTÊNCIA
Responsabilidade	Frustração e culpa
ATIVO	DESAPEGO

Estranhamente nossa educação nos ensina a ser passivos quando temos o poder em mãos e exercer um hipercontrole quando não o temos. Isso é uma bela fonte de estresse! Assim, um professor costuma gastar mais energia controlando os deveres de casa do que transmitindo as noções escolares durante a aula. Da mesma forma, uma mãe é educada para garantir o bem-estar de todos os membros da família e esquecer de cuidar de si mesma.

Aprenda a diferenciar os âmbitos nos quais você tem poder e aqueles nos quais você não tem controle algum :

Então, reoriente as energias que estão em seu poder para agir.

↗ o poder é acompanhado por um sentimento de responsabilidade, força e energia;

↗ a impotência gera sentimentos de frustração e culpa; você se sentirá culpado toda vez que se tornar responsável por coisas sobre as quais não tem poder algum.

Para se desapegar mais facilmente, aplique o seguinte preceito budista:

"Ou um problema tem uma solução e a colocamos em prática ou o problema não tem solução e, nesse caso, não é um problema."

Você também pode aplicar este outro princípio:

> "Tenha a serenidade de aceitar o que você não pode mudar, a coragem de mudar o que você pode mudar e a sabedoria de distinguir a diferença entre ambas as situações."
>
> Marc Levy

5. Respeite a ecologia da sua vida

Se o preço a pagar para atingir o objetivo não for claramente identificado e aceito, você corre o risco de sabotar a sua meta ou de gerar novas dificuldades na sua vida. É por isso que há projetos que é melhor não realizar! Aliás, assuma o papel de advogado do diabo: Será que não haveria mais vantagens em deixar tudo como está?

As consequências da mudança trazida pelo objetivo podem ser negativas. É útil refletir de antemão para adaptar o objetivo. Obviamente, você não pode permitir que a realização do seu objetivo provoque um desastre na sua vida! Este objetivo deve se inserir harmoniosamente no seu universo.

Há uma ecologia interna e outra externa. Um objetivo é externamente ecológico quando respeita o sistema familiar, profissional e social no qual a pessoa vive. **A ecologia interna** diz respeito aos critérios, valores, convicções e sentimentos da própria pessoa.

Atenção: um objetivo pode ser ecológico para você, mas não para as pessoas ao seu redor, e vice-versa. Nesse caso, ele pode provocar grandes mudanças, que é melhor antecipar. Seu objetivo será realmente ecológico quando as consequências forem positivas e benéficas, tanto para você quanto para as pessoas ao seu redor. **Nesse caso, a determinação de realizar o objetivo será reforçada.**

Pergunte a si mesmo:

O que vai acontecer quando você tiver atingido o seu objetivo?

....

O que poderia ocorrer nos outros âmbitos da sua vida?

....

Há um preço a pagar para atingir o seu objetivo?

....

Seu objetivo é coerente com o seu sonho de vida?

....

Que vantagens poderia haver em manter a situação atual do jeito como ela está?

. . . .

Que inconvenientes poderia haver, ao atingir o objetivo, para você ou as pessoas ao seu redor?

. . . .

Na verdade, trata-se de identificar o preço a pagar para alcançar o nosso objetivo e aceitá-lo de forma consciente. Cada uma das nossas escolhas tem um preço. Toda vez que reclamamos estamos nos focalizando no preço. Algumas das nossas escolhas atuais (ou das nossas não escolhas) escondem um preço muito elevado. Quando nos focalizamos nas nossas escolhas e aceitamos o preço delas, voltamos a ser donos da nossa vida.

Esta maneira de proceder para estabelecer objetivos é muito estimulante e garantirá o sucesso dos seus projetos. Sejam micro-objetivos ou projetos de longo prazo, o método é o mesmo e apresenta a mesma eficácia.

Agora é com você!

Em resumo

O que eu quero: ....

....

....

....

....

....

....

....

Quando, onde e com quem:..................................

....

....

....

....

....

....

....

A seguir, a visualização criadora que eu vou fazer do meu
objetivo. Minhas imagens ou meu filme:

....

....

....

....

Minhas afirmações e minha trilha sonora:

....

....

....

....

Meus sentimentos:

....

....

....

....

Já conferi: ninguém, além de mim, tem o poder de fazer com que esse objetivo seja um fracasso.

O preço a pagar para atingir este objetivo é:

....

....

....

....

....

....

....

....

....

.... e eu o aceito plenamente.

LIÇÃO 5: o estímulo

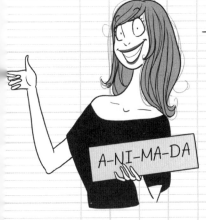

Tirando os aproveitadores (em geral, tratam-se de manipuladores), pessoas preguiçosas não existem, na minha opinião. Só encontro indivíduos cansados e até mesmo esgotados, desanimados, desestimulados ou que não sabem por onde começar para resolver um problema.

Se você não estiver conseguindo fazer alguma coisa:

1. Falta-lhe ânimo

Você precisa associar melhor o seu objetivo aos seus valores e projetos de vida, além de redescobrir o prazer de ser o dono da sua própria vida.

Por que você quer fazer isso?

Deixe de lado a linguagem passiva: é preciso, eu devo, eu sou obrigado... Responda somente em linguagem ativa: eu quero, eu decido, eu escolho, estou com vontade...

Sempre temos escolha, basta aceitar pagar o preço!

2. Você está malposicionado na sua visualização do objetivo

Você provavelmente se vê somente antes do momento de começar, ou seja, na frente da montanha que deverá escalar. Modifique a sua percepção da tarefa na linha do tempo. Imagine-se apenas dez minutos após ter terminado. Saboreie esse instante. Pense novamente nele enquanto estiver trabalhando. O que você fará de agradável quando tiver terminado?

3. Você considera sua tarefa de forma muito global

O que você quer fazer é algo grande demais para engolir. É por isso que você não sabe por onde começar. Subdivida o seu objetivo em várias operações.

O primeiro passo a fazer é:

....

....

....

....

....

....

LIÇÃO 6: a organização

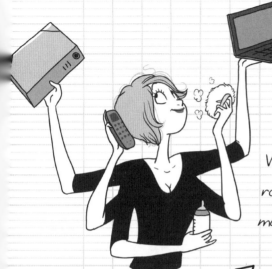

1. Você é monovalente ou plurivalente?

Você é do tipo que vai pendurar a roupa no varal enquanto a água do macarrão está esquentando?

↗ Se tiver respondido:

> "Claro que não! Eu acabaria esquecendo a panela!"

Isso quer dizer que o seu cérebro é monovalente.

Um cérebro monovalente efetua as ações umas após as outras, não começando nenhuma tarefa nova enquanto a anterior não tiver sido concluída. Agir com um cérebro monovalente permite se manter focado no que você está fazendo e aumenta a concentração. **Isso também permite terminar as tarefas e, assim, avaliar a progressão do trabalho.** É muito estimulante. O inconveniente é que, quando um projeto está estagnado, ele bloqueia todo o resto. Essa maneira de trabalhar pode passar uma impressão de monotonia. Com um cérebro monovalente, o que importa é o tamanho das pastas e não a quantidade delas. Esse tipo de cérebro tende a saber concluir rapidinho os arquivos pequenos para, em seguida, poder se dedicar inteiramente aos maiores. Dois ou três arquivos que sejam acrescentados ao trabalho serão vistos como mais uns arquivos a serem colocados em cima da pilha, junto com os outros.

Se tiver respondido:

> "Claro! Já que não há nada a fazer enquanto a água do macarrão ainda não tiver fervido!"

Isso quer dizer que o seu cérebro é plurivalente.

Um cérebro plurivalente efetua várias ações ao mesmo tempo. Isso permite ganhar tempo entrelaçando cronologicamente as ações umas com as outras, podendo deixar projetos já iniciados em **stand by** enquanto você trabalha em outra tarefa.

Apresentando ótimo desempenho quando a pessoa é disciplinada e **impecavelmente organizada**, o cérebro plurivalente também pode acabar se distraindo e esquecendo o que estava fazendo. Esse tipo de cérebro nem sempre permite avaliar o trabalho já concluído: mesmo quando todos os projetos estão muito adiantados, frequentemente ocorre de nenhum estar terminado. Com um cérebro plurivalente, o que importa é a quantidade de arquivos, e não o tamanho deles. Dois ou três arquivos que sejam acrescentados ao trabalho em andamento serão vistos como arquivos em excesso.

> A organização ideal é plurivalente na fase de preparação e monovalente na fase de execução.

Dica: a maioria das mulheres é plurivalente e a maioria dos homens é monovalente. Para uma mulher, o que importa é a quantidade de tarefas a fazer. Para o homem, é a importância delas. Basta deixar o homem cuidar dos muitos arquivos pequenos para que ambos fiquem satisfeitos!

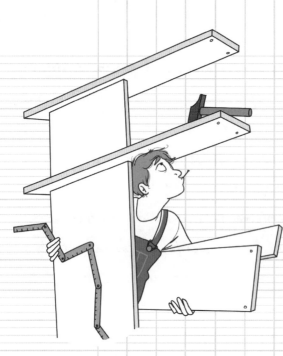

2. Noções de taylorismo

Desde o início da era industrial para aumentar a produtividade nas fábricas, estudou-se a rentabilidade do movimento. Daí provêm alguns dados bastante úteis, que podem ser apropriados por você:

↗ **Sempre reunir todo o material necessário (ou todos os documentos exigidos) antes de começar.**

Não é na hora em que estamos com as mãos sujas de óleo e farinha que devemos nos lembrar de pegar a batedeira no armário! Também não é no momento em que precisamos segurar três pranchas de madeira juntas que podemos remexer na caixa de ferramentas para achar uma chave de fenda.

↗ **Fazer as coisas na ordem cronológica e lógica.**

Fazer poeira antes de passar o aspirador, lixar antes de envernizar, estabelecer um plano antes de redigir o texto...

↗ Sentar-se em um lugar de modo a limitar as idas e vindas e a quantidade de passos.

Se a sua tarefa implicar deslocamentos, você deve estudar e ritualizar o seu circuito. Por exemplo, limpe a poeira do cômodo começando, por exemplo, pelo lado esquerdo e andando pelo espaço em sentido horário, em vez de ficar indo e vindo aqui e ali de forma aleatória.

↗ Faça todas as tarefas de natureza semelhante ao mesmo tempo.

É o que chamamos de taylorismo: isso multiplica a eficiência da sua ação, pois os seus gestos se tornam automáticos.

Por exemplo, quando estiver fazendo faxina, é melhor espanar a poeira, depois passar o aspirador, limpar as superfícies e, por fim, passar pano no chão **na casa inteira**, em vez de ir limpando completamente um cômodo atrás do outro.

Na organização, também há uma noção de bom-senso: sempre tire um tempinho para refletir antes de agir!

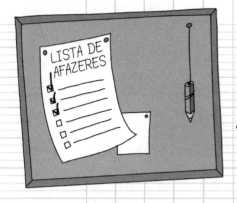

3. Plano de organização pessoal

Liste por escrito todas as suas tarefas em espera. O objetivo é liberar a sua mente, garantindo, ao mesmo tempo, que nenhuma delas seja esquecida.

Dica: dê uma volta completa na sua casa e olhe todos os cômodos e armários para fazer uma lista exaustiva.

Acima de tudo, não esqueça as tarefas que começam assim: "Um dia, eu gostaria de...".

Divida as tarefas em três categorias:

Longo prazo	Médio prazo	Curto prazo

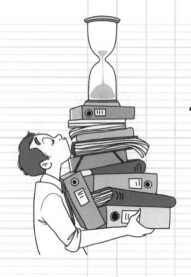

4. Como compensar o atraso na sua organização

↗ Selecione as 5 tarefas mais urgentes

1.
2.
3.
4.
5.

INDISPENSÁVEL:
Ordene-as de acordo com um critério. O que eu menos gosto de fazer SEMPRE em primeiro lugar.

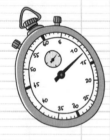

↗ Isole a sua primeira tarefa. Subdivida-a em operações de 10 a 20 minutos.

Concentre-se na primeira operação. Tenha um despertador ou relógio por perto para respeitar o tempo reservado a ela.

IMPRESCINDÍVEL:
sempre terminar uma tarefa
antes de começar a seguinte.

Efetue uma pequena pausa a cada 3 ou 4 operações ou de uma em uma hora.

Vá andar um pouco, espreguice-se, lembre-se de tomar água e respirar profundamente.

PRIMORDIAL:
riscar deliciosamente as
tarefas concluídas e guardar
durante muito tempo a lista
completamente riscada.

↗ Conceda a si mesmo verdadeiros momentos de descanso e dias de folga.

Procure não ficar trabalhando até enjoar. É indispensável se descontrair para descansar o cérebro. Conceda a si mesmo no mínimo uma hora completa de verdadeiro descanso ou descontração por dia.

VITAL:
não confunda descanso e descontração. Para a sua saúde física e moral você precisa de ambos.

5. Caso específico das revisões de matéria antes de uma prova

↗ Conte o número de matérias e o número de capítulos a estudar ou fichas de resumo por disciplina.

↗ Conte o número de dias de que você ainda dispõe antes da prova.

↗ Quanto mais cedo você começar, mais confortável será o seu programa de revisões.

↗ Mantenha, se possível, um dia de descanso por semana. Senão, no mínimo, metade de um dia.

↗ Divida o número total de capítulos pelo número de dias restantes após subtrair os dias de folga.

↗ Varie as matérias todo dia. Sempre aquela que você menos gosta em primeiro lugar!

↗ Cinco fichas de resumo por dia no máximo para conseguir uma ótima memorização.

Nenhuma revisão na véspera
da prova!

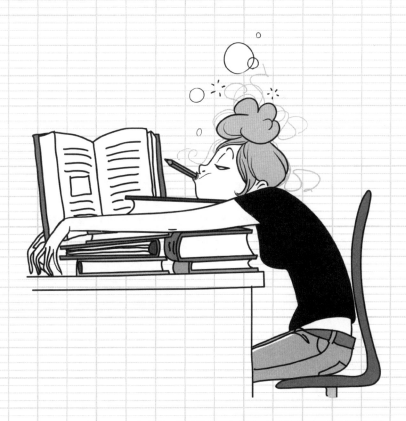

LIÇÃO 7: desvencilhar-se do que é inútil

Oh, beleza! Que vida maravilhosa
É oferecida a nós: tudo cor-de-rosa
Ter milhões de coisas
Que dão vontade de ter outras coisas
Aí, fizeram-nos pensar
Que felicidade é possuir, não amar
Ter armário cheios, e não uma vida plena
Que tolice, que bobagem, pois

Multidão sentimental
Temos sede de ideal
Atraída pelas estrelas, pelas coisas reais
E não pelas ilusões comerciais

Foules Sentimentales©,
de Alain Souchon

Se você não consegue se organizar é porque a sua vida está cheia de coisas inúteis. Atolada de objetos, obrigações, atividades, relações superficiais, falsas prioridades... Sugiro a você fazer uma grande faxina e efetuar uma seleção de coisas para jogar fora. É mais fácil limpar um cômodo vazio do que um quarto entulhado de tapetes e bibelôs; é mais fácil arrumar um armário que contém apenas a roupa necessária,

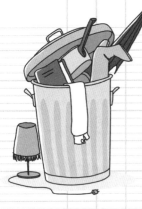

assim como é mais fácil se organizar em uma cozinha onde haja somente os utensílios que realmente usamos.

Um amigo falso e perigoso: não pense que um dia vá precisar dele!

Repense toda a sua maneira de agir em todos os âmbitos:

Primeira chave: o que não serve há cinco anos não tem praticamente qualquer chance de um dia servir novamente.

Segunda chave: privilegie a qualidade em vez da quantidade.

1. Seu guarda-roupa

É impossível você não ter percebido. Você possui cinco ou seis roupas que usa constantemente no dia a dia e armários cheios de roupas compradas por impulso, impossíveis de combinar com o resto do seu vestuário e esquecidas em um canto (em parte, para fugir da sua culpa). Repense todo o seu guarda-roupa, definindo um estilo que lhe agrade, escolhendo elementos básicos de qualidade que combinem entre si e algumas peças mais extravagantes para alegrar o conjunto. Privilegie materiais nobres. Não é melhor possuir três ou quatro pares de sapato caros, elegantes, confortáveis e resistentes, em vez de uns vinte pares de má qualidade? O mesmo vale para bolsas, casacos, paletós... Roupas bonitas e de preço mais alto, bem-escolhidas, fabricadas com materiais nobres, penduradas em cabides de madeira maciça... Que lindo guarda-roupa!

2. Roupa de cama, mesa e banho

Curiosamente, muitas vezes temos belas peças que ficam mofando no fundo do armário e acabamos usando uns trapos velhos até rasgar. Você não merece toalhas de banho espessas e macias, lençóis suaves e resistentes e panos de prato novos? Será que você precisa de tanta roupa de cama, mesa e banho? Mantenha apenas a quantidade necessária para o uso cotidiano. Arrume lindas pilhas de roupa para o prazer dos seus olhos.

3. Louça

Nossas cozinhas estão sempre abarrotadas de tigelas inadequadas, bugigangas jamais utilizadas e temperos com prazo de validade vencido. E o que dizer das pratarias, faqueiros e copos chiques "para as visitas", que temos tanto medo de quebrar ou perder que acabam ficando para sempre no fundo do **buffet** ou da cristaleira? Revitalize tudo isso com bom-senso e praticidade. Se você adora o faqueiro da vovó, utilize-o e seja a sua própria visita!

Princípio budista: o destino de um copo é acabar quebrado.

4. A mobília

Seguindo a mesma lógica, reflita sobre os móveis sobressa-lentes que ficam atravancando os cômodos. Opte por uma decoração sóbria e funcional. Será que a sua coleção de latinhas, canecas e imãs é indispensável? Depois, privilegie novamente a qualidade. Um sofá, uma mesa e uma luminária elegantes e resistentes...

5. Produtos de beleza

Observe a quantidade de cremes, sabonetes líquidos, xampus e amostras grátis (dentre as quais a maioria pode acabar causando irritação na sua pele) que deixam o seu banheiro lotado. E o seu estojo de maquiagem? Uma verdadeira bagunça, não é mesmo?! Sendo que você só usa 10% de tudo o que tem ali! Sua pele merece o melhor: um único produto, mas de ótima qualidade. Um sabonete líquido, um creme diurno, um rímel...

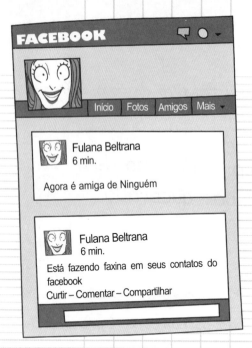

6. Relacionamentos

Tome distância e observe os seus relacionamentos: aqui uma seleção se impõe. De que adianta passar tempo com pessoas que não têm nada em comum com você, que o deixam desanimado ou, pior ainda, que o exploram sem a menor vergonha?

↗ **Meus amigos íntimos** e as pessoas que me dão força.

↗ **Meus amigos**: pessoas com quem eu posso me descontrair e dar risada.

↗ **Minha rede social**: meus relacionamentos úteis e enriquecedores, profissional e/ou culturalmente. Troca de favores e informações.

↗ **Minha família**: se ela for revigorante, deve ser visitada regularmente. Se for chata, deve ser visitada duas vezes por ano, durante um almoço curto!

↗ **Relacionamentos estéreis**: a conversa gira em torno das condições atmosféricas, das últimas novidades, e ambos vão embora sem terem realmente se encontrado...

↗ **Relacionamentos tóxicos**: eles usam, criticam, depreciam, desanimam e deprimem você, fazendo-o duvidar de si mesmo: tais relacionamentos devem ser evitados!

Agora cabe a você continuar a lista das áreas da sua vida em que é importante fazer esse tipo de seleção (biblioteca, baú de brinquedos, joias, ferramentas, valores, prioridades...). Assim que a sua vida estiver liberada de tudo o que for supérfluo você irá conseguir respirar. Organizar o seu cotidiano se tornará "mamão com açúcar"!

Desmaterialização dos suportes: uma grande vantagem para arrumar eficientemente, contanto que você também saiba se organizar na sua nuvem!

Sugestão de leitura (um livro que eu adoro):

A arte da simplicidade, de Dominique Loreau. Editora Bizâncio.

LIÇÃO 8: técnicas de relaxamento

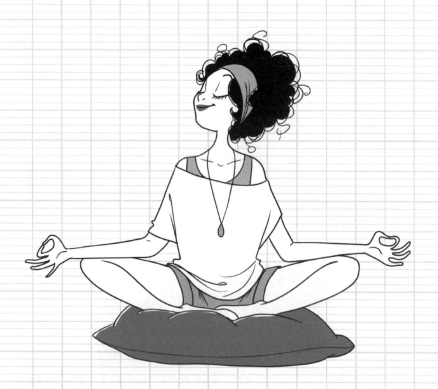

↗ Sente-se confortavelmente. (Escolha uma poltrona para não pegar no sono.)

↗ Você pode colocar uma música ambiente relaxante, nada muito "barulhento".

↗ Feche os olhos.

↗ Focalize sua atenção auditiva nos ruídos exteriores.

↗ Concentre-se no seu corpo: sua posição, seus pontos de apoio, seu peso etc.

➤ Em seguida, preste atenção na sua respiração, no aspecto "massagem" no interior do corpo e relaxamento no plexo solar.

➤ Deixe-se invadir por uma sensação de calma, paz e bem-estar.

➤ Visualize a paisagem interior que simbolize melhor esse bem-estar.

➤ Crie as imagens, os sons, as sensações físicas presentes nela...

➤ Uma vez, em meio à sua paisagem, imagine-se aspirando toda a energia positiva do ambiente a cada inspiração e difundindo-a em você a cada expiração.

➤ Reserve um momento para se reabastecer completamente de toda a paz e a calma contidas nessa paisagem.

➤ A partir dessa paisagem interior você pode visualizar as cenas do seu futuro dando certo. Aproveite esse espaço de relaxamento para acionar a visualização criadora dos seus objetivos futuros.

➤ Também pode escolher palavras que tenham uma conotação positiva para você, pronunciá-las mentalmente durante a expiração e imaginar-se difundindo os benefícios meio mágicos delas por todo o seu ser. Por exemplo, confiança, amor, felicidade, paz, concentração, memória etc.

➚ Quando você tiver a impressão de ter eliminado todo o estresse e se reabastecido com paz, calma e energia positiva, "acorde", como se estivesse despertando após um cochilo. Mexa-se um pouco, inspire profundamente algumas vezes, boceje, espreguice-se como um gato, e quando estiver se sentindo bem acordado, abra os olhos.

➚ Você também pode gravar essas instruções, intercalando longos silêncios, e escutar tranquilamente a gravação. Também existem à venda CDs de relaxamento.

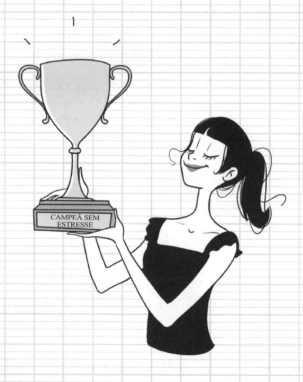

Conclusão

Não tenha mais medo do estresse. Se for bem canalizado, ele pode se tornar bastante empolgante!

Tendo o direito de ser imperfeito, demore o tempo que você precisa para fazer as coisas, imponha limites, simplifique a sua vida, seja um pouco egoísta e, principalmente, dê a si mesmo o direito de fugir, correr de situações tóxicas, tornando sua vida bem mais confortável. Acrescente a isso uma boa organização, e será impossível você ficar estressado, a menos que seja pelo prazer de obter um ótimo desempenho.

Se o conteúdo deste caderno de exercícios não lhe tenha permitido mudar radicalmente a sua maneira de abordar os desafios do cotidiano, converse sobre a sua ecologia com um terapeuta: você não acha que tem o direito de mudar, crescer, orgulhar-se de si mesmo e adotar uma vida serena e confortável?

Eu me estressei bastante para elaborar este caderno de exercícios. Foi o maior prazer! Vou poder entrar na fase da recuperação, porque, agora, é você quem tem de agir!

Acesse a coleção completa em

livrariavozes.com.br/colecoes/caderno-de-exercicios

ou pelo Qr Code abaixo

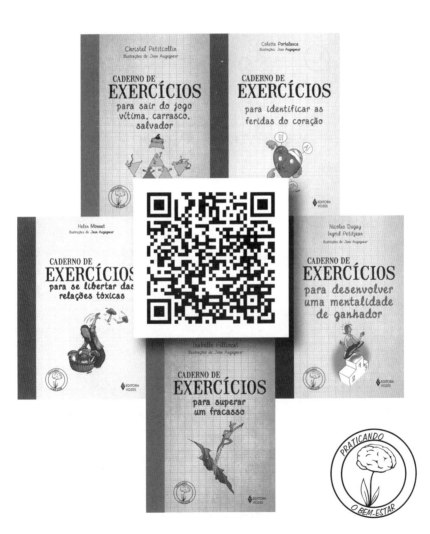

Conecte-se conosco:

f facebook.com/editoravozes

◉ @editoravozes

𝕏 @editora_vozes

▶ youtube.com/editoravozes

◯ +55 24 2233-9033

www.vozes.com.br

Conheça nossas lojas:
www.livrariavozes.com.br

Belo Horizonte – Brasília – Campinas – Cuiabá – Curitiba
Fortaleza – Juiz de Fora – Petrópolis – Recife – São Paulo

  Vozes de Bolso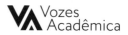

EDITORA VOZES LTDA.
Rua Frei Luís, 100 – Centro – Cep 25689-900 – Petrópolis, RJ
Tel.: (24) 2233-9000 – E-mail: vendas@vozes.com.br